# OXIGENACIÓN Y GASOMETRÍA

**Irene Molina Martínez**
*Diplomada Universitaria en Enfermería*

**Miguel Valía Guerra**
*Diplomado Universitario en Enfermería*

**Francisco Tomás Vidal Ros**
*Diplomado Universitario en Enfermería*

Quedan rigurosamente prohibidas, sin la autorización escrita de los titulares del Copyright, bajo las sanciones establecidas en las leyes, la reproducción parcial o total de esta obra por cualquier medio o procedimiento, comprendidos la reprografía y el tratamiento informático, y la distribución de ejemplares de ella mediante alquiler o préstamo públicos.

© Heridas y el tratamiento de las Heridas

© Miguel Valía Guerra

© Irene Molina Martínez

© Francisco Tomás Vidal Ros

ISBN papel: 978-1978016132

ISBN-10: 1978016131

Impreso en España

*Editado por Createspace*

*Primera edición, 2017*

## GUÍA

1. Introducción

2. Fuentes de suministro de oxígeno

3. Manómetro y manorreductor

4. Caudalímetro

5. Humidificación y recorrido del Oxígeno.

6. Formas de Administración del Oxígeno.

    1. Administración domiciliaria

    2. Administración hospitalaria

7. *Sistemas de Administración de Oxígeno.*

   1. *Sistemas de bajo flujo*

   2. *Sistemas de alto flujo*

8. *Cuidados de enfermería en Oxigenoterápia*

9. *Medidas de seguridad en Oxigenoterápia*

10. *Gasometría*

   1. *Prueba de Allen*

   2. *Realización de la Gasometría.*

11. *Hiperoxia*

12. *Bibliografía*

# 1. INTRODUCCIÓN

La oxigenoterapia es una terapia encaminada a la administración de oxígeno con fines terapéuticos con la finalidad de:

- Disminuir la hipoxemia (presión de oxígeno arterial inferior a 55 mm Hg con una saturación igual o inferior al 85%).
- Disminuir la hipoxia (disminución de oxigeno en los tejidos).

Estas terapias suelen administrarse cuando existen aliteraciones orgánicas agudas o crónicas que dificultan la ventilación provocando hipoxia o hipoxemia, aplicando el oxígeno en concentraciones superiores al 21%.

Para identificar la necesidad de la oxigenoterapia el mejor procedimiento es la medición de de gases arteriales mediante una muestra de sangre, aunque el método más utilizado debido a su no invasibidad es la oximetría de pulso o pulsioximetría (consiste en colocar en el dedo del paciente un sensor que mediante ondas de luz mide la oxigenación del paciente, mostrándola en un monitor).

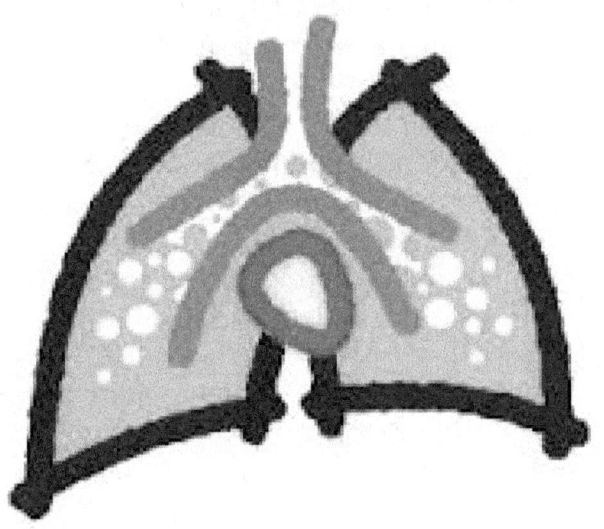

## 2. FUENTRES DE SUMINISTRO DE OXÍGENO

Estas fuentes que distribuyen el oxigeno cuando es requerido son lugares en los que se almacena el oxígeno. El O2 se almacena comprimido con el fin de que quepa la mayor cantidad posible en los recipientes. Esta gran presión, a la que está sometido el gas, ha de ser disminuida antes de administrarlo, de lo contrario dañaría el aparato respiratorio.
Las fuentes de O2 pueden ser:

> **Central de oxígeno**: Se emplea en los hospitales, donde el gas se encuentra en un depósito central (tanque) que está localizado fuera de la edificación hospitalaria. Desde el tanque parte un sistema de tuberías que distribuye el oxígeno hasta las diferentes dependencias hospitalarias (toma de O2 central).

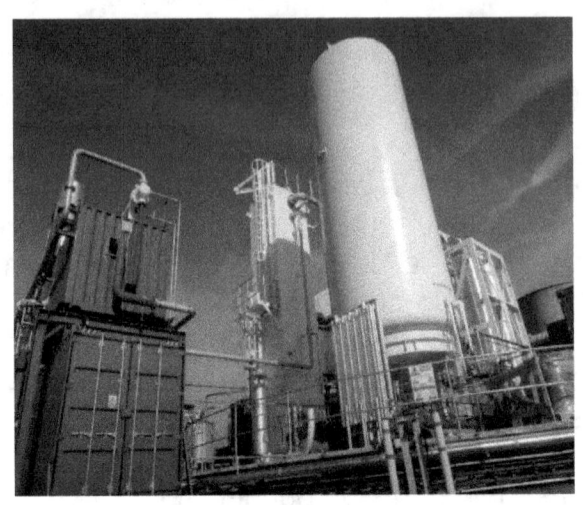

> **Cilindro de presión:** Es la fuente empleada en atención primaria y domiciliaria, aunque también es utilizada en el ámbito hospitalario (en las zonas donde no haya toma de O2 central o por si esta fallara). Son recipientes metálicos alargados de mayor o menor capacidad (balas y bombonas respectivamente)

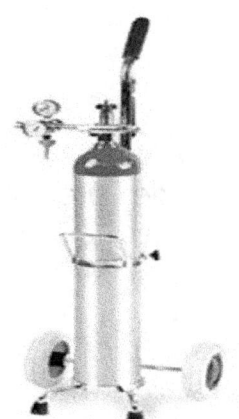

## 3. MANÓMETRO Y MANORREDUCTOR

Al cilindro de presión se le acopla siempre un manómetro y un manorreductor. Con el manómetro medimos la presión a la que se encuentra el oxígeno dentro del cilindro, lo cual se indica mediante una aguja sobre una escala graduada. Con el manorreductor se regula la presión a la que sale el oxígeno del cilindro. (En los hospitales, el oxígeno que procede del tanque ya llega a la toma de O2 con la presión reducida, por lo que no son necesarios ni el manómetro ni el manorreductor).

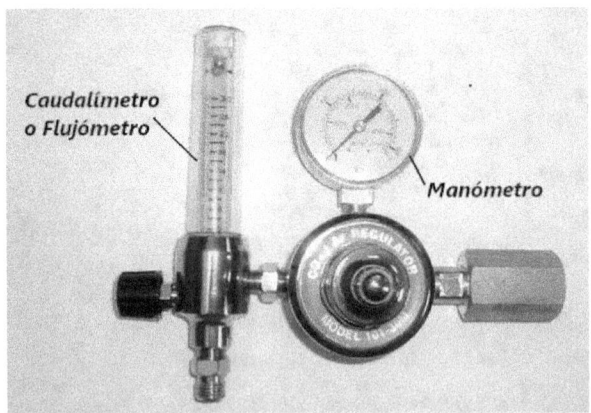

## 4. CAUDALÍMETRO

Es un dispositivo que normalmente se acopla al manorreductor y que permite controlar la cantidad de litros por minuto (flujo) que salen de la fuente de suministro de oxígeno. El flujo puede venir indicado mediante una aguja sobre una escala graduada o mediante una "bolita" que sube o baja por un cilindro que también posee una escala graduada.

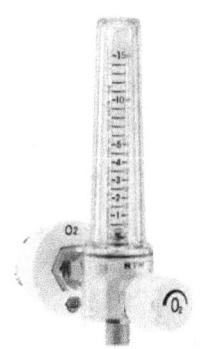

## 5. HUMIDIFICACION Y RECORRIDO DEL OXIGENO HASTA ELLOS

El oxígeno suministrado por cualquiera de las fuentes es seco, lo que hace que se deshidraten las mucosas respiratorias. Para evitarlo existen dispositivos que humedecen el oxígeno añadiéndole vapor de agua. Cuanto mayor sea el flujo más importante es la humidificación, ya que a menor flujo la sequedad es menor.
Para la humidificación se utilizan los humidificadores.

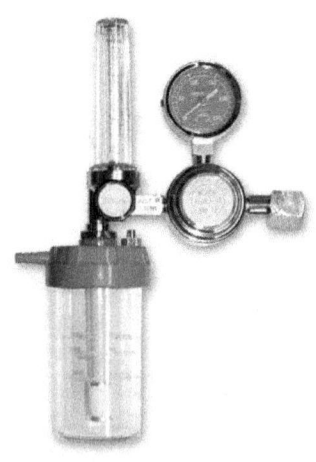

**Recorrido que sigue el gas:**

1. El oxígeno está en la fuente (cilindro de presión) a gran presión.
2. Al salir de la fuente, medimos esta presión con un manómetro y regulamos la presión que deseamos mediante el manorreductor.
3. El oxígeno pasa por el flujómetro y en él regulamos la cantidad de litros por minuto que se van a suministrar.
4. El gas pasa por el humidificador, con lo que ya está listo para que lo inhale el paciente.

# 6. FORMAS DE ADMINISTRACIÓN DE OXÍGENO

## 6.1. ADMINISTRACIÓN DOMICILIARIA

La oxigenoterapia continua domiciliaria ha supuesto un importante adelanto en el tratamiento de la enfermedad pulmonar obstructiva crónica (EPOC), ay que en sus fases más evolucionadas constituye la causa más frecuente de insuficiencia respiratoria crónica (IRC). Los efectos beneficiosos producidos por esta terapia, con escasos y poco significativos efectos adversos, justifican su empleo cada vez más frecuente; no obstante, su elevado coste junto con la incomodidad y problemática psíquica que para algunos enfermos y sus familiares más allegados supone la administración de oxígeno en el domicilio, imponen la exigencia de una cuidadosa indicación y empleo, es decir hay que hacer con el paciente y sus filiares educación para la salud, ya ello resulta imprescindible en un para un correcto uso y manejo de la terapia y obtención así de sus beneficios.

El oxígeno se administra mediante:

- **Concentrador de oxígeno**: fuente de oxigeno inagotable, debido a que sus sistemática consiste en utilizar el aire atmosférico, a través de un filtro separa el nitrógeno del oxigeno y deja pasar solo este último, generando oxígeno en porcentajes superiores al 90%, con flujos que oscilan entre 0,5 a 5 l/m.

- **Botellas de oxígeno gaseoso.**

- **Sistemas de oxigeno líquido:** son unidades portátiles que les permiten a los pacientes poder salir fuera de sus domicilios, convirtiendo el oxígeno líquido en gaseoso a la hora de su utilización.

## 6.2. ADMINISTRACIÓN HOSPITALARIA

El oxígeno en el ámbito hospitalario es suministrado básicamente de dos formas:

- **Botellas de oxigeno gaseoso** (bombonas grandes y pequeñas).

➢ **Tomas de pared conectadas con una fuente de oxígeno líquido:** el oxigeno llegue por conductos en la pared, desde una fuente o central de oxígeno, hasta el flujómetro, a continuación pasa al humidificador, el cual posee de un filtro en su extremo distal para que el oxígeno burbujee y se humedezca en el agua estéril antes de llegar al paciente.

Las botellas o frascos humidificadores han te contener agua estéril y ser de uso exclusivo para cada paciente.

Antiguamente si había que reutilizarlos se esterilizaban de un paciente a otro, pero hoy día lo ideal es utilizar frascos humidificadores de un solo uso, evitando así riesgos de infecciones y la manipulación de ellos para su lavado y reutilización.

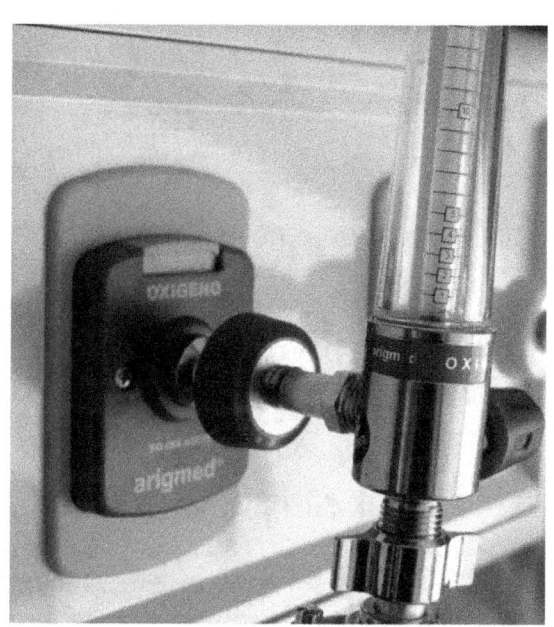

# 7. SISTEMAS DE ADMINISTRACIÓN DE OXÍGENO

Si los dividimos por flujo existen dos grandes tipos:

- sistemas de bajo flujo.
- Sistemas de alto flujo.

## 7.1. SISTEMAS DE BAJO FLUJO

Su diseño va dirigido para que el paciente al respirar inhale el aire ambiente junto con el oxigeno proporcionado por el sistema por lo que:

- No proporcionan el requerimiento inspiratorio total del paciente.

- La $FiO_2$ que se alcanza en las vías aéreas es variable dependiendo del patrón ventilatorio y de la frecuencia respiratorio del paciente, y del flujo de oxígeno.

- Al subir flujo aumentamos concentración de oxigeno.

El dispositivo de bajo flujo que se utilizara dependerá de la concentración de oxigeno que queramos que llegue al paciente. Los dispositivos con los que contamos son:

- ➤ Gafas o cánula nasal.

- ➤ Mascarilla nasal.

- ➤ Mascarilla con reservorio de respiración repetida parcial.

- ➤ Mascarilla con reservorio sin respiración repetida o sin flujo.

## SISTEMAS DE BAJO FLUJO

| CÁNULA DE OXÍGENO | | MÁSCARA DE OXÍGENO | | MASK DE OXÍGENO CON RESERVORIO (Con bolsa de reservorio Reinhalatoria) | | MASK DE OXÍGENO CON RESERVORIO (Con bolsa de reservorio NO Reinhalatoria) | |
|---|---|---|---|---|---|---|---|
| Litros x minuto | Porcentaje Oxígeno | Litros x minuto | Porcentaje Oxígeno | Litros x minuto | Porcentaje Oxígeno | Litros x minuto | Porcentaje Oxígeno |
| 1 | 24% | | | | | | |
| 2 | 28% | | | | | | |
| 3 | 32% | | | | | | |
| 4 | 36% | | | | | | |
| 5 | 40% | 5-6 | 40-45% | | | | |
| 6 | | 6-7 | 45-50% | | | | |
| 7 | | 7-8 | 55-60% | | | | |
| 8 | | | | 8 | 60% | | |
| 9 | | | | 9 | 65% | 8 a 12 LITROS | 90 – 99% |
| 10 | | | | 10 | 70% | | |
| 11 | | | | 11 | 75% | | |
| 12 | | | | 12 | 80% | | |

## 7.1.1. GAFAS NASALES

Dispositivo utilizado con mucha frecuencia por ser confortable para el paciente ya que le permite comer, beber y hablar sin necesidad de ser retirado y por su bajo coste. No nos permite conocer con exactitud la concentración de oxígeno en el aire inspirado, ya que depende de la demanda inspiratoria máxima del paciente. Se debe limitar el flujo a través del sistema a menos de 5 L/min., flujos mayores secan la mucosa nasal, provocan irritaciones y no consiguen aumentar la FiO2.

Su concentración de oxígeno varía desde un 24% hasta un 50% aproximadamente aunque su rendimiento óptimo es a 2 L/min., proporcionando una concentración de 24-28 % de oxígeno. A partir de 4 L/min., incrementa el disconfort. Y por encima de 7 L/min., es impensable.

| **CONCENTACIÓN** | **FLUJO** |
|---|---|
| 2 L/min | 24-28% |
| 3 L/min | 28-30% |
| 4 L/min | 32-36% |
| 5 L/min | 36-40% |
| 6 L/min | 40-40% |

➢ Ventajas:

- Cómodo y bien tolerada por pacientes.
- No molesta para hablar, comer o beber.
- Eficaz para el suministro de concentraciones bajas de oxigeno durante largos periodos.

➢ Inconvenientes:

- En flujos superiores a 5-6L pueden producir cefaceleas, sequedad de mucosas y deglución de aire (flujos poco usados).
- No se pueden usar cuando el paciente sufre obstrucción nasal.
- El paciente ha de ser colaborador para que el dispositivo este colocado correctamente.

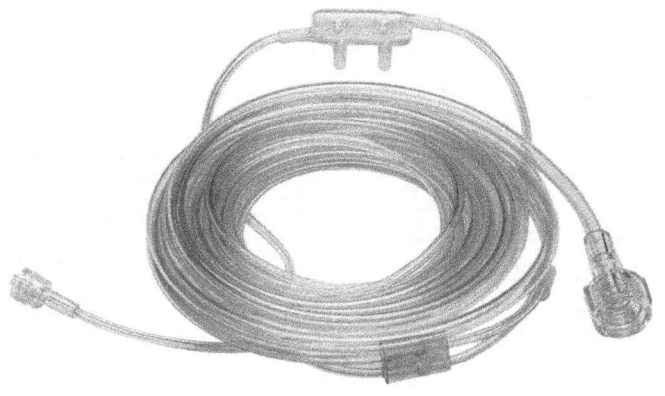

### 7.1.2. MASCARILLA FACIAL SIMPLE

Este dispositivo está fabricado en material plástico maleable para poder ser adaptado mejor a la cara, cubriendo nariz y boca, carece de válvulas y de reservorio, sólo dispone de unos agujeros laterales para permitir la salida del aire espirado al ambiente. Se utilizan para administrar altas concentraciones de oxigeno sobretodo en situaciones de emergencia. Permiten liberar concentraciones de oxígeno de hasta el 40% con flujos bajos 5-6 L/min. Interfieren para expectorar y comer. Con este sistema resulta difícil el aporte de bajas concentraciones de oxígeno inspirado, y, por tanto, la prevención de la retención de carbónico.

| CONCENTRACION | FLUJO |
|---|---|
| 5 L/min | 40% |
| 6 L/min | 45-50% |
| 7 L/min | 55-60% |

- Ventajas:

  - Administración de altas concentraciones de oxígeno.
  - Para situaciones de emergencia y periodos cortos de tiempo

- Inconvenientes:

  - A flujos inferiores de 5 L/min el dióxido de carbono exhalado por el paciente no se elimina y vuelve a ser inhalado por éste.
  - Su capacidad mínima de administración son concentraciones del 40% y por lo tanto no es óptima para tratamientos a largo plazo.
  - No es segura, puesto que al subir el flujo sube la concentración de oxígeno.

- Impide hablar bien y produce al paciente malestar, sensación de agobio.
- Hay que retirarlas para comer y beber.

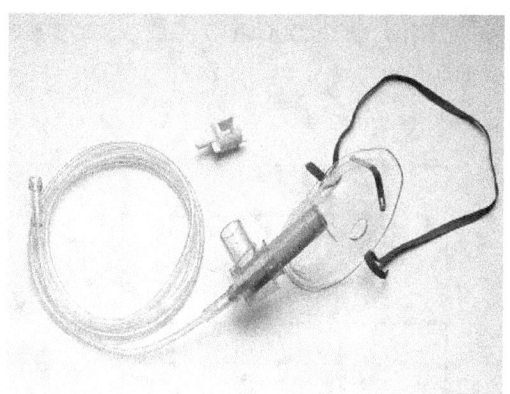

### 7.1.3. MASCARILLA CON RESERVORIO DE RESPIRACION REPETIDA PARCIAL

Esta mascarilla es del estilo a la facial simple, solo que llega adherida una bolsa que hace las veces de reservorio de oxígeno. Esta bolsa permite al paciente inhalar el primer tercio del volumen de la espiración, reciclando el aire exhalado y aumentando la FIO2.

Los orificios laterales tiene la finalidad de la salida del CO2 exhalado y la de respirar aire ambiental en caso de fallar el suministro de oxígeno.

El flujo de oxigeno que proporcionan oscilan entre el 50 y el 90%.

| CONCENTRACION | FLUJO |
|---|---|
| 8 L/min | 50-65% |
| 10 L/min | 65-70% |
| 15 L/min | 75-90% |

> Ventajas:

- Ahorra oxigeno.
- El oxígeno de humidifica fácil.
- No produce sequedad de mucosas.

> Inconvenientes:

- No sirve para largos periodos de tiempo.
- Debe de estar bien fijada y adaptada al paciente para

conseguir la concentración adecuada.
- Dadas las altas concentraciones de oxígeno puede provocar toxicidad.
- Hay que retirarlas para comer y beber.
- Pueden producir sensación de agobio.
- La bolsa puede arrugarse perdiendo su función.

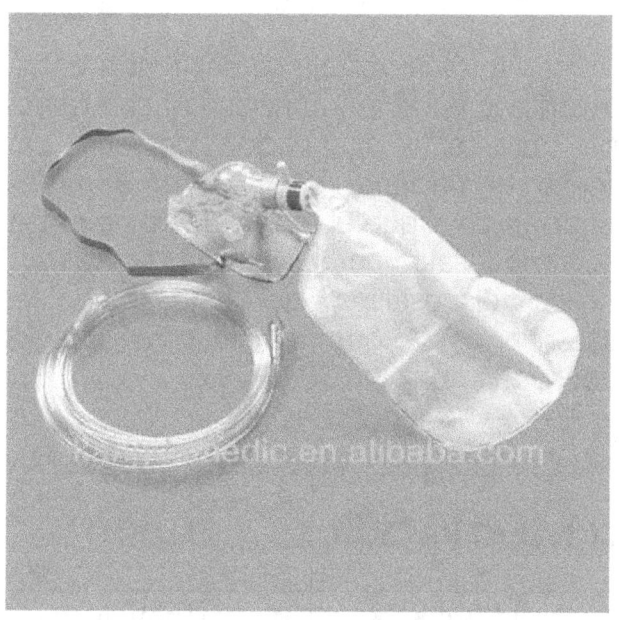

### 7.1.4. MASCARILLA CON RESERVORIO SIN RESPIRACIÓN REPETIDA O SIN REFLUJO

Aparentemente en igual que la de respiración repetida, salvo que tiene tres válvulas unidireccionales, dos están cerrando los orificios laterales de la mascarilla, lo cual permite que el aire expirado salga pero no que entre el ambiental durante la inspiración (se abren en la expiración y cierran en la espiración).

La tercera válvula se encuentra entre la mascarilla y la bolsa y funciona al contrario, se abre durante la inspiración dejando pasar oxígeno al paciente y se cierra durante la espiración para que el aire residual no entre al reservorio y salga por las válvulas laterales.
De los dispositivos de bajo flujo, esta mascarilla es la que mayor cifras de FIO2 proporciona entre un 70-100%.

| CONCENTRACION | FLUJO |
|---|---|
| 8 L/min | 70-80% |
| 10 L/min | 80-90% |
| 12 L/min | 95-100% |

- Ventajas:

    - Es muy efectiva para tratamientos a corto plazo.
    - Proporciona concentraciones de oxigeno altas.
    - Suministra FIO2 muy elevadas.
    - No produce sequedad de mucosas.

- Inconvenientes:

    - Debe de estar bien fijada y adaptada al paciente para conseguir la concentración adecuada. Pueden provocar por ello irritación en la piel.
    - No validas para terapias a largo plazo.
    - Pueden producir intoxicación por oxigeno.
    - Impiden comer y beber sin retirarlas.
    - Provocan sensación de agobio.

## 7.2. SISTEMAS DE ALTO FLUJO

Son sistemas de administración de oxígeno que se caracterizan por aportar todo el gas inspirado por el paciente a una concentración constante independientemente de su patrón ventilatorio. El flujo de O2 se regula según indicaciones del fabricante. La entrada de aire a través de los orificios laterales es proporcional al flujo de oxígeno. Los sistema de alto flujo más utilizados es mascarilla tipo "Venturi" Proporciona una mejor adaptación entre la demanda de flujo inspiratorio del paciente y el flujo de oxigeno.

El paciente respira el gas que le proporciona el sistema, únicamente. La mayoría de estos sistemas, emplean un mecanismo llamado Venturi, para succionar aire del medio ambiente y mezclarlo con el flujo del oxígeno.

- Ventajas:
    - Se puede proporcionar una FiO2 constante y definida, independientemente del patrón ventilatorio del paciente.

- Al suplir el gas inspirado se puede controlar la temperatura, la humedad y la concentración de oxígeno del gas que se proporciona.

➢ Inconvenientes:
- Obliga a ajustar la concentración de oxígeno que aportamos.
- Hay que controlar que no haya interrupción en el flujo de gas.
- Puede producir sensación de agobio, confinamiento y calor.
- Puede irritar la piel.
- Impide comer, beber y hablar.

Este sistema, está especialmente indicado en personas con insuficiencia respiratoria aguda grave, pues permite controlar la insuficiencia de forma rápida y segura. Aquí se incluyen los pacientes con hipoxemia e hipercapnia, en los que debemos asegurarnos que aumentamos la presión arterial de O2 a un nivel tolerable (entre 50-60 mmHg) pero, sin abolir la respuesta.

### 7.2.1. MASCARILLA TIPO VENTURI

Tiene las mismas características que la mascarilla simple, pero con la diferencia de que en su parte inferior posee un dispositivo que permite regular la concentración de oxígeno que se está administrando. Ello se consigue mediante un orificio o ventana regulable que posee este dispositivo en su parte inferior. En el cuerpo del dispositivo normalmente viene indicado el flujo que hay que elegir en el caudalímetro para conseguir la Fi O2 deseada.

El funcionamiento de la mascarilla con efecto Venturi es como sigue: desde la fuente de oxígeno se envía el gas, el cual va por la conexión que une a la fuente con la mascarilla. Cuando el O2 llega a la mascarilla, lo hace en chorro (jet de flujo alto) y por un orificio estrecho lo cual, según el principio de Bernoulli, provoca una presión negativa. Esta presión negativa es la responsable de que, a través de la ventana regulable del dispositivo de la mascarilla, se aspire aire del ambiente, consiguiéndose así la mezcla deseada.

A mayor abertura de la ventana menor concentración de oxígeno, pues entra mas aire ambiente con el que se mezcla el oxígeno y a menor abertura de la ventana mayor concentración de oxigeno y menos aire ambiental con el cual mezclarse.

Este sistema suministra entre el 24 y el 100%

| CONCENTRACION | FLUJO |
|---|---|
| 4 L/min | 24-28% |
| 6 L/min | 31-35% |
| 8-10 L/min | 40-60% |

➢ Ventajas:
- Sirve para la administración precisa de concentraciones de oxigeno controladas, ya que siempre suministra la concentración programada.
- Se puede adaptar concentración y flujo.
- Se puede cambiar la concentración al % taponando la ventana por donde entra el aire.

- Inconvenientes:
  - Obliga a ajustar la concentración de oxígeno que aportamos.
  - Hay que controlar que no haya interrupción en el flujo de gas.
  - Puede producir sensación de agobio, confinamiento y calor.
  - Puede irritar la piel.
  - Impide comer, beber y hablar.

### SISTEMA DE ALTO FLUJO
#### (Sistema Dual Venturi)

| SISTEMA | LITROS X MINUTO | PORCENTAJE DE OXÍGENO | FLUJO TOTAL |
|---|---|---|---|
| BAJO FLUJO (Verde) | 3 | 24% | 79 lpm |
| | 3 | 26% | 47 lpm |
| | 6 | 28% | 68 lpm |
| | 6 | 30% | 53 lpm |
| ALTO FLUJO (Blanco) | 9 | 35% | 50 lpm |
| | 12 | 40% | 50 lpm |
| | 15 | 50% | 41 lpm |

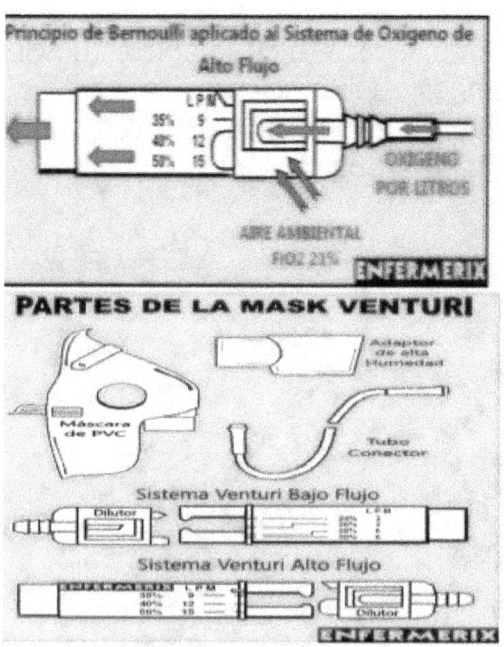

### 7.2.3. MASCARILLA DE AEROSOL

Necesita un flujo alto de oxigeno para su funcionamiento (10-15 L/min.). se utiliza para proporcionar altos niveles de humedad y para ello contiene un vaso donde se deposita el liquito a micronizar. Proporciona oxigeno en concentraciones entre el 24-100% dependiendo de la apertura del regulador.

Básicamente su función va dirigida a administrar fármacos en forma de aerosol que junto a suero fisiológico moviliza las secreciones del paciente y para obtener muestras de esputo de pacientes que no son capaces de proporcionárnosla.

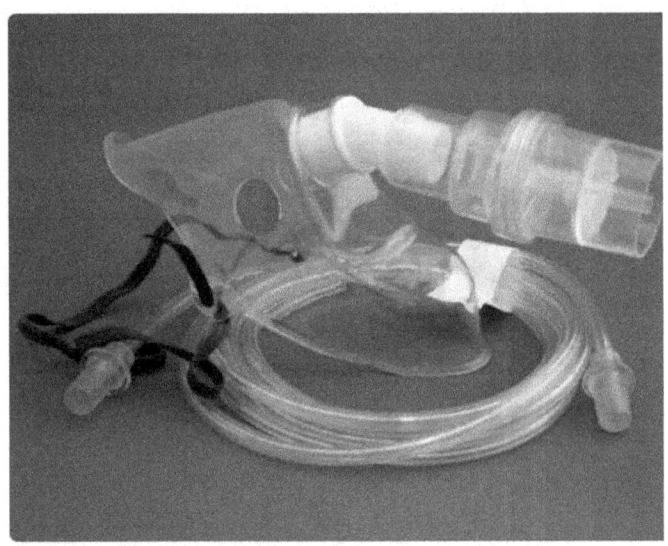

### 7.2.3. COLLAR TRAQUEOSTOMIA

Es una variante de la mascarilla "Venturi" adaptado para el uso en pacientes traqueostomizados. Con él se pueden aspirar las secreciones sin tener que retirar la oxigenación. Permite administrar concentraciones de oxigeno que oscilan entre el 24-100%, con flujos de 4 a 12 L/min. proporcionando un alto índice de humedad.

> Inconvenientes:
- Acumulo del vapor de agua en la mascarilla drenando hacia la traqueotomía.
- Infección del estroma.
- Acumulo de secreciones.
- Por el orificio central entra aire que puede cambiar la concentración de oxigeno.

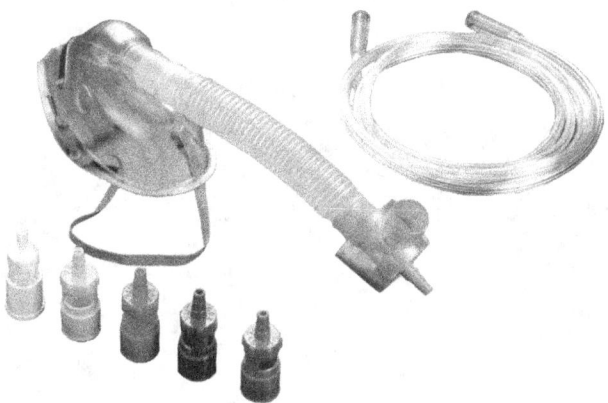

### 7.2.4. TIENDA DE OXIGENO

Son carpas o cámaras trasparentes de oxígeno. Utilizadas en la oxigenoterapia en niños sobretodo. Son a modo de campanas de plástico transparente que cubren la cabeza dejando libre el resto del cuerpo para los cuidados que fueran necesarios o el cuerpo completo dependiendo del modelo. Disponen de orificios laterales para la entrada de aire ambiente y salida del CO. El O2 puede ir nebulizado con agua.

> Inconvenientes:
  - Pueden producir enfriamiento, apnea (si el O2 se administra muy caliente) y reinhalación de CO2 (para evitarlo deben mantenerse flujos altos de oxígeno, de unos 10 l./min.).
  - Impide la alimentación oral.

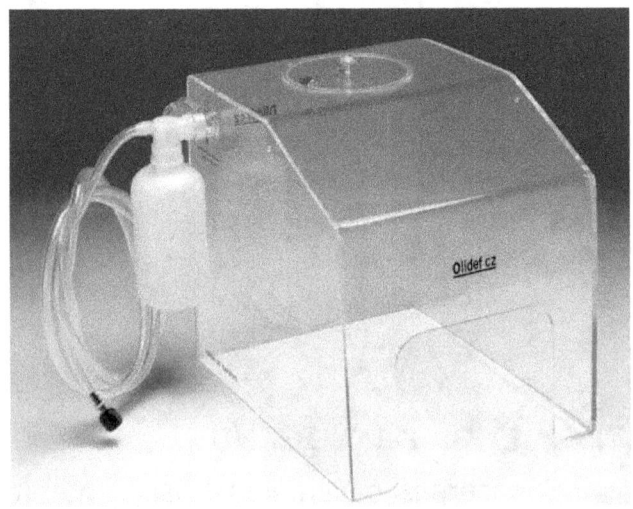

## 8. CUIDADOS DE ENFERMERIA EN OXIGENOTERAPIA

- Suministrar el medicamento siempre húmedo.
- Aplicar las normas de bioseguridad en el manejo de los elementos para el procedimiento.
- Cambiar diariamente el agua del humidificador.
- Verificar frecuentemente el flujo del oxigeno, que el administrado es el prescrito y el funcionamiento de los equipos.
- Durante la administración se deben evaluar signos de dificultad respiratoria: aleteo nasal, retracciones supraclaviculares, intercostales y abdominales, cianosis, aumento de la frecuencia respiratoria.
- Evaluar presencia de sequedad en mucosas, cefalea o ulceras en pabellón auricular o en occipital durante la terapia.
- Se debe realizar evaluación periódica de la oximetría.
- Comprobar que no existan acodamiento de las gomas, las

conexiones y que no existan fugas de oxígeno.
- Ajustar la mascarilla del paciente evitando que le produzca rozaduras.
- Limpiar la cara y la mascarilla con frecuencia para evitar irritaciones e infecciones.
- Si la situación del paciente lo permite, colocarlo en posición de semi-fowler para favorecer la expansión pulmonar.
- El agua del humidificador tiene que burbujear siempre como signo de buen funcionamiento.
- Educar al paciente y/o familiares del paciente en relación a la seguridad del uso del oxígeno.

## 9. MEDIDAS DE SEGURIAD EN OXIGENOTERAPIA

- No tener cerca nunca materiales combustibles (alcohol, gasa-vaselina, aceites...etc.), junto a tomas de oxígeno.
- No permitir que se fume en la habitación ni cerca de una fuente de oxigeno. Informar al paciente y las visitas sobre el riesgo que conlleva.
- Tener siempre las válvulas cerradas cuando no se esté usando el oxígeno.
- Restringir cercar el uso de aparatos electicos y estos han de estar conectados a fuentes con toma de tierra.
- No utilizar prendas de lana, seda o fibras sintéticas, para evitar generar chispas por electricidad estática.
- El exceso de oxígeno puede producir efectos tóxicos en el sistema nervioso y respiratorio, también retinopatía en el recién nacido.
- Si se le administra al enfermo mediante "Tienda", no se le debe peinar, pues pueden producirse chispas e incendiarse.

- El oxígeno se debe humedecer para evitar la sequedad e irritación de la mucosa.
- No se deben golpear las balas de oxígeno.
- En la Oxigenoterapia se debe administrar oxígeno humidificado.
- Conocer la localización de los extintores y como usarlos.

## 10. PUNCIÓN ARTERIAL PARA MEDICIÓN DE GASES (GASOMETRÍA).

Es una medición de la cantidad de oxígeno y de dióxido de carbono presente en la sangre, permitiéndonos evaluar el intercambio gaseoso en los pulmones y aportándonos información sobre el equilibrio ácido-base. Este examen también determina la acidez (pH) de la sangre. Con el se evalúa el grado de capacidad pulmonar para suministrar oxígeno y eliminar dióxido de carbono.

**Forma en que se realiza el examen:** La sangre generalmente se toma de una arteria. En algunos casos, se puede usar la sangre de una vena (aunque esta apenas aporta información en comparación con la sangre arterial).

La muestra de sangre puede tomarse de una de las siguientes arterias:

- La arteria radial en la muñeca (más frecuente).

- La arteria femoral en la ingle.

- La arteria braquial en el brazo.

Se puede de evaluar la circulación a la mano antes de sacar una muestra de sangre del área de la muñeca, mediante la "*prueba o test de Allen*".

## 10.1. PRUEBA DE ALLEN

En el test de Allen se comprimen con los dedos las arterias cubital y radial a nivel de la muñeca y se comprueba la vascularización (cambio de coloración de la piel de la palma de la mano) al quitar la presión sobre la arteria cubital, la circulación ha de reanudarse mediante ella, volviendo el color natural de la piel a la mano que se había convertido previamente en cianótico por falta de riego. Un test de Allen positivo detectaría problemas de isquemia arterial o defecto en la circulación colateral de la mano.

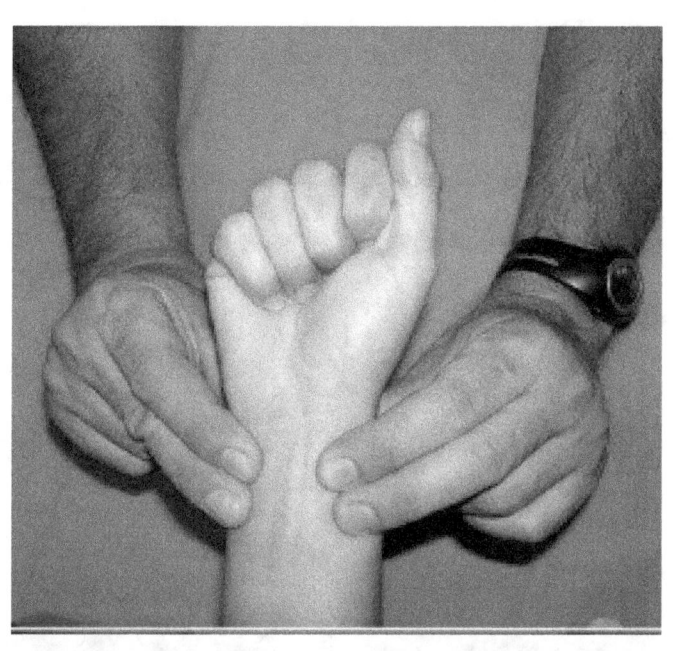
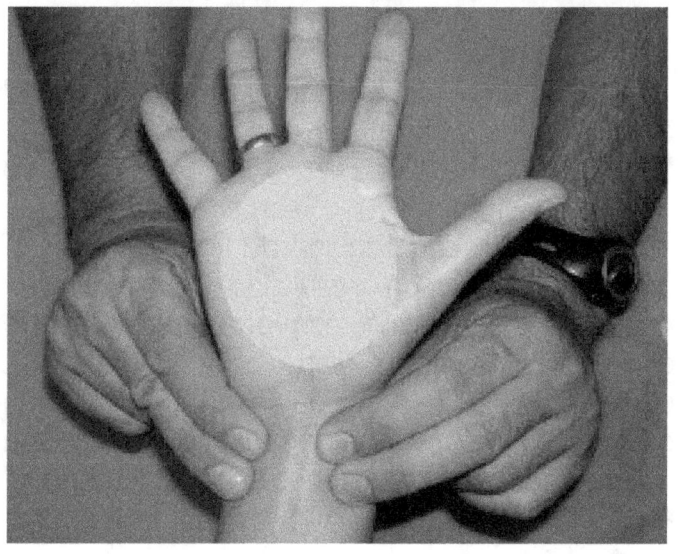

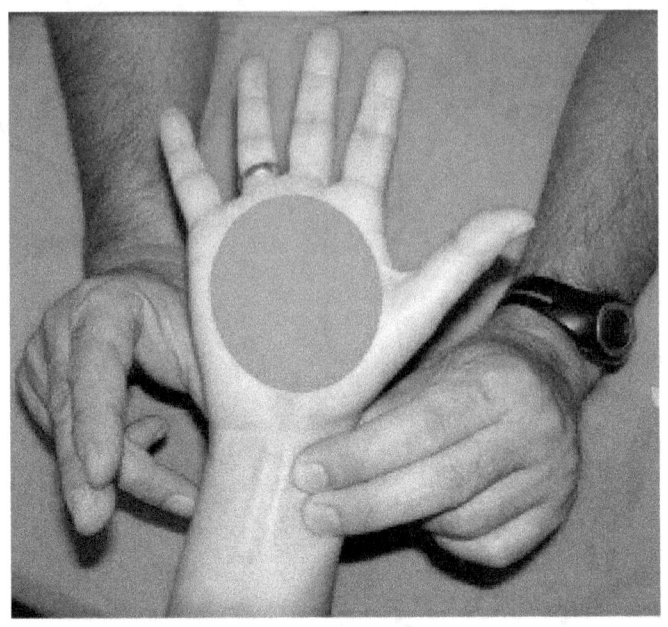

Los estudios realizados muestran que el test de Allen podría ser un buen método de cribado y, que con un resultado negativo (buena circulación) sería segura la intervención o canalización de la arteria radial; pero que ante un resultado positivo sería necesario confirmarlo con otras pruebas. No está suficientemente estudiado el punto de corte ideal, ni la fiabilidad de la prueba en pacientes en situación crítica, sin que se pueda recomendar su utilización como un "estándar" en la práctica clínica.

## 10.2. REALIZACIÓN DE LA GASOMETRÍA

El objetivo es extraer sangre arterial para la determinación de gases sanguíneos.

- **Material:**

    - Kit para punción arterial.
    - Guantes.
    - Gasas estériles.
    - Antiséptico.
    - Esparadrapo de tela.
    - Batea o bolsa con hielo
    - Contenedor de material desechable.

- **Procedimiento:**

    - Explicar al paciente la técnica a realizar y pedir su colaboración.
    - Proporcionar intimidad.

- Lavar las manos y poner guantes.

- Seleccionar por palpación la arteria adecuada, utilizándose habitualmente la radial (es la más accesible y con menos riesgos post-punción), humeral y femoral.

- Desinfectar la zona de punción con antiséptico y dejar que actué.

- Si se ha usado povidina yodada como antiséptico, limpiar con una gasa seca el excedente para evitar que quede pegajoso.

- Opcional el uso de anestésico local no vasoconstrictor.

- En caso de ser la arteria radial colocar bajo la muñeca situar un paño enrollado para ponerla en posición de hiperextensión.

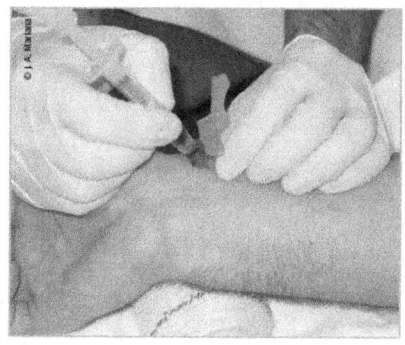

- Localizar con los dedos índice y medio ligeramente separados la artería, dejando el punto de máximo impulso entre ellos.

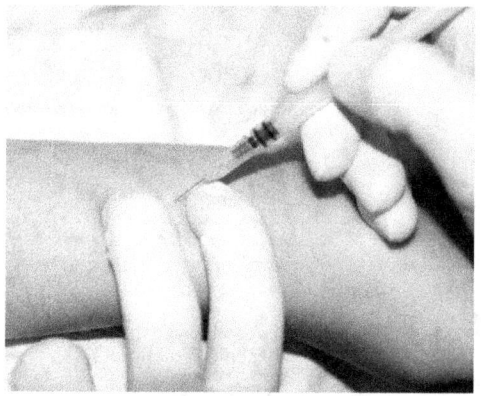

- Sujetar con la otra mano la jeringa, introduciendo la aguja con el bisel hacia arriba, lentamente a través de la piel sobre el punto de máximo impulso, con un ángulo de +/- 45º si es en radial y de +/- 60º si es en humeral o de +/- 90º en femoral.

- Avanzar la aguja lentamente en línea recta hasta ver que la sangre fluye a la jeringa, mantener la aguja inmóvil en este punto hasta conseguir una muestra de sangre de unos 3-5ml. No se aspira ya que la sangre entra sola al embolo impulsada por la presión arterial.

- Extraer la aguja hasta justo por debajo de la piel, cambiando el ángulo de penetración, en caso de no localización o pérdida de la arteria, nunca variar de ángulo en capas profundas, podemos lesionar vasos y nervios.

- Retirar la aguja y comprimir la zona de punción durante un mínimo de 5 minutos, si el paciente esta anticoagulado unos 10-15 minutos.

- Colocar apósito compresivo estéril.

- Si existe alguna burbuja de aire en la muestra hay que extraerla para que no altere la concentración de oxígeno.

- Pinchar la aguja en tapón de caucho para mayor seguridad, después retirarla y poner inmediatamente tapón a la jeringa, evitando que entre aire a la muestra.

- Identificar debidamente la muestra y enviarla inmediatamente al laboratorio para que no se alteren los valores (han de trascurrir no más de 10-15 minutos, si prevemos mas tiempo colocarla en hielo y mandarla lo antes posible).

- Registrar en la hoja de comentarios de enfermería: Día y hora de la extracción, complicaciones e incidencias.

➢ **Observaciones**:

- Evitar zonas con hematomas y con múltiples punciones (riesgo de dilatación aneurismática local).

- No rodear con esparadrapo el miembro puncionado, para evitar el efecto torniquete.

- En punciones femorales y/o pacientes con alteraciones de la coagulación, alargar el tiempo de presión.

- En paciente con oxigenoterapia, si se quiere realizar una gasometría basal, se retirará el O2 veinte minutos antes de extraer la muestra, si no es así se indicará en el volante de petición, la concentración de O2 administrado.

➤ **Complicaciones:**

- Hematomas periarteriales que pueden implicar isquemia distal.

- Trombosis arterial.

- Punción de nervios adyacentes, produciendo movimiento brusco, rápido e involuntario del miembro.

- No llegar o pasarte de la arteria a puncionar.

## 11. HIPEROXIA

Con PO2 altas el oxígeno es tóxico y el periodo de exposición sin lesiones depende del valor de la PO2. Conforme se incrementa ésta el tiempo de exposición segura es cada vez menor.

Existe una relación aproximadamente hiperbólica entre la PO2 y la duración de la exposición tolerable, así 20 horas a 1 atm parecen equivalentes a 10 horas a 2 atm o 5 horas a 4 atm. Se admite que el hombre tolera una exposición de 10 horas a 1 atm sin más alteraciones que alguna molestia subesternal y una disminución de la capacidad vital.

Como la PO2 a que son expuestos los distintos tejidos no es uniforme los efectos varían de unos tejidos a otros y los síntomas de la exposición tóxica al oxígeno pueden ser:

- **Convulsiones generalizadas** epileptiformes como resultado de la lesión del SNC, se denomina efecto Paul Bert.
- **Lesiones químicas** en las vías respiratorias.
- **Fibrosis retrolenticular** que es una lesión retiniana en niños prematuros tratados con oxígenoterapia.

Los síntomas asociados a una exposición a una atmósfera enriquecida en oxígeno pueden aparecer de forma gradual o bien pueden darse de forma repentina, dependerá del porcentaje de Oxígeno y la forma de inspiración. Estos efectos nocivos afectan al sistema nervioso y por tanto los síntomas más comunes serán:

- angustia
- irritabilidad
- cambios en la conducta
- sensación de hormigueo
- estupor
- dolor de cabeza

Además existen diversos estudios que ponen de manifiesto las ventajas de una <u>oxigenoterapia conservadora</u> frente a la <u>oxigenoterapia convencional.</u> Éstos hablan por ejemplo de una mortalidad de entre 8 y 10% menor en la oxigenoterapia conservadora, menor tasa de infecciones nosocomiales, y menor número de casos con shock.

Por otro lado, estos estudios ponen de manifiesto el incremento del riesgo de provocar lesiones pulmonares por hiperoxia o bien de exacerbar aquellos casos de una lesion preexistente, dificultando la recuperación del paciente hospitalario.

## BIBLIOGRAFÍA

- http://www.ffis.es/volviendoalobasico/13obtencin_y_anlisis_de_la_muestra.htm

- http://www.enferurg.com

- https://medlineplus.gov/spanish/ency/article/003855.htm

- http://www.edu.xunta.gal/centros/iesricardomella/system/files/O2WEB.pdf

- http://ocw.unican.es

- http://www.edu.xunta.gal/centros/iesricardomella/system/files/O2WEB.pdf

- http://cuidados20.san.gva.es/documents/16605/18109/02+Procedimientos+relacionados+con+la+respiraci%C3%B3n.pdf

- http://www.murciasalud.es/preevid.php?op=mostrar_pregunta&id=19092&idsec=453
- Mª Dolores Martínez-Espejo Sánchez, David Armero Barranco. Procedimientos

clínicos en enfermería del adulto. Edita Diego Marín.

- http://fisiologoi.com/hiperóxigenación
- http://anestesiar.org/2017/oxigenoterapia

www.ingramcontent.com/pod-product-compliance
Lightning Source LLC
Chambersburg PA
CBHW050020230526
45470CB00003B/1058